AF341785

95

Td 21.

DISSERTATION

SUR

UNE MALADIE CATARRHALE

SUFFOCANTE,

dans laquelle le malade rendit une matière particulière ;

par le cit. CHARDON, Membre de la Société Médicale de Paris.

In vitium ducit culpæ fuga si caret arte.
HORATIUS.

A PARIS,

DE L'IMPRIMERIE DE FEUGUERAY,

rue Pierre-Sarrazin, n° 7.

AN XI—1803.

CLARISSIMO

AC CONSULTISSIMO VIRO

LUDOV. CARTIER,

PRIMO IN NOZOCOMIO PRATICO LUGDUNENSE.

———————

HAS meas noctes medicorumque fructus laborum tibi, VIR PRÆCELEBRIS, dicari meque simulipsum consecrari semper in animo fuit : tanta fuerunt tua, non diffiteor, erga me beneficia, ut hæc parva prò magnis reddi existimem, neque his satís dignas respondere grates, ista erunt continuò mihi imis infixa medullis, quibus solvendis totiùs decursum vitæ impendendum arbitror, brevè tamen hoc opus in perennís cultûs symbolum ad te mitto, hæcque admitte, quæ in grati animi, integræque meæ erga te reverentiæ monumentum offert vovetque,

VIR PRÆCELEBRIS,

Obsequentissimus et addictissimus canditatus tuus

P. CHARDON.

DISSERTATION

SUR

UNE MALADIE CATARRHALE

SUFFOCANTE,

dans laquelle le malade rendit une matière particulière.

Dans le courant de germinal an 7, 1er avril 1799, je fus appelé chez différens malades attaqués de fièvre catarrhale suffocante, et notamment chez le citoyen *Dosseur*, homme de loi, où je trouvai un enfant de deux ans environ. Cet enfant étoit dans un grand assoupissement; de temps à autre il éprouvoit les paroxysmes d'une toux convulsive qui le laissoit dans un état de foiblesse alarmant. Depuis quelques jours ses parens s'appercevoient que l'enfant avoit perdu ses habitudes, tant pour les alimens que pour les évacuations excrémentitielles, et principalement la transpiration insensible qui ne s'opéroit point; l'humeur du nez, celle des crachats étoient supprimées. Une fièvre continue avec redoublement le soir, une toux violente, laissoient à différentes heures de la journée, et pendant la nuit, l'enfant dans un état de mort apparent.

Cette maladie offroit tous les caractères des

affections catarrhales suffocantes , jointes à la suppression de l'humeur du nez, des crachats et de la transpiration. Je crus observer par un sifflement particulier et l'enflure du larynx, que cette affection tenoit moins au rétrécissement et à la constriction de la glotte qu'à l'engorgement de la trachée-artère et des bronches, que les auteurs ont observé principalement chez les enfans et les vieillards. Quoique ces affections aient plusieurs degrés, le plus léger mérite la plus grande attention. Je citerai à ce sujet un enfant d'un mois et demi, attaqué de la même maladie. J'observai chez cet enfant une suffocation brusque , accompagnée de sifflement et de râlement; la pâleur et la rougeur formoient sur son visage une alternative continuelle. Sa poitrine élevée à chaque instant par les contractions du diaphragme , avec des plaintes et des expirations longues et difficiles, ne me laissoient aucun doute que le malade éprouvoit un poids particulier dont parle *Lieutaud*, article de la *Syncope*.

Ces affections catarrhales me parurent si frappantes, qu'elles ne durent ordinairement que quelques heures et qu'elles sont presque toujours mortelles, comme l'observe le docteur Pinel, sur-tout les affections catarrhales qui se font par engorgement, puisqu'il n'y a de ressource que dans l'expectoration, que la foiblesse des enfans et la débilité des vieillards rendent presque impossible. L'on sait que ces maladies sont plus communes qu'on ne pense ; mais les médecins ne peuvent guère les voir, parce que les malades y succombent le plus souvent avant qu'on ait eu le temps de les appeler, outre qu'elles attaquent ordinairement au milieu de la nuit ; circonstance qui prive le malade de tout secours. L'enfant dont je parle avoit déjà tous les symptômes de la mort, quand je le vis à dix heures du matin. Le jour suivant il étoit dans un affaissement et une insomnie continuels ; il rendoit par la bouche des matières blanches avec de longs fils, et cette espèce d'expectoration ne s'o-péroit qu'à la suite d'une toux convulsive, qui laissoit à peine quelque repos à l'enfant. Toutes les évacuations étoient supprimées, et pendant vingt-quatre heures qu'il vécut, il ne rendit qu'un peu d'urines très-claires.

Deux heures après la mort, le cadavre devint d'un bleu noirâtre, et m'annonça un état de gangrène qui nécessita son inhumation.

Le premier enfant que j'observai, et dont la maladie ne fut point mortelle, n'eut d'évacuation que le cinquième jour de mes visites. Les urines, assez abondantes, laissoient au fond du vase des flocons de matière que l'on auroit pris pour des portions de la membrane veloutée qui revêt le canal intestinal. Cette matière se rouloit sur elle-même, et présentoit de longs fils. Les selles ne s'effec-tuoient qu'à l'aide de clystères mucilagineux et lé-gèrement laxatifs. L'humeur du nez, celle de la bouche toujours supprimées, à chaque instant l'enfant faisoit des efforts, et rendoit par flocons des matières blanches avec filamens dont la quantité étoit en raison de la toux convulsive qui se répétoit sans cesse. Le septième jour je vis quelque sueur sur la poitrine. La nuit du 7 au 8, depuis onze heure du soir jusqu'à deux heures après minuit, l'enfant fut attaqué d'un accès convulsif très-alarmant. Les jours précédens il en avoit eu plusieurs. J'en vis dans la suite, mais aucun ne me donna autant d'inquiétude. Le lendemain la nature m'annonça un état de foiblesse, auquel le malade n'auroit point survécu, si ce paroxysme eût récidivé.

Du 9 au 12, la transpiration s'établit, les évacuations furent plus abondantes, la fièvre, quoique continue, ne paroissoit annoncer qu'un état de crise, que je pouvois attendre du 15 au 17, comme l'ont observé quelques auteurs, quand la maladie a des crises régulières. Le dix-septième jour, la toux et la fièvre ne se renouveloient que par intervalles très-éloignés, l'état convulsif avoit disparu, l'enfant reposoit; il transpiroit, et les évacuations abondantes donnoient tout l'espoir d'un vrai rétablissement, qui eut lieu le vingt-unième jour de la maladie.

Je consultai alors plusieurs membres de la société de médecine; la plupart m'assurèrent avoir des exemples de ces affections catarrhales suffocantes; et le D. *Andry* avoit noté l'observation suivante:

« Dans le courant de germinal je fus appelé chez
» un malade attaqué d'une fièvre catarrhale-putride.
» La toux étoit considérable, les crachats étoient
» légèrement teints de sang ; la tête n'étoit point
» douloureuse. La malade n'eut jamais de délire,
» malgré une insomnie constante. La maladie dura
» vingt-un jours, et pendant les quinze premiers
» jours, la malade éprouva des points douloureux
» dans différentes parties de la poitrine. Au hui-
» tième jour de la maladie, j'observai dans la ma-
» tière rendue par l'expectoration une substance
» ramifiée, que je mis à part dans une cuvette.
» Cette matière en se séchant étoit devenue si
» fort adhérente au vaisseau dans lequel elle étoit,
» que je fus obligé de verser de l'eau chaude dessus
» pour la détacher. Au bout de vingt-quatre heures
» elle avoit repris sa souplesse et sa forme natu-
» relle. Je la mis ensuite dans l'eau ; je la soumis à
» la lentille d'un microscope, et à l'aide de cet
» instrument d'optique, j'apperçus une matière
» muqueuse, gélatineuse et spongieuse dans les
» différentes ramifications de cette substance. Cette
» substance mise dans l'esprit de vin pendant trois
» semaines, exposée de nouveau au microscope,
» avoit perdu de sa blancheur, et s'étoit resserré
» sur elle-même ; elle me parut moins muqueuse,
» moins spongieuse, et moins mucilagineuse ».

L'enfant qui fait le sujet de mon rapport n'ayant
point l'usage de la parole, je ne pus savoir de lui

s'il éprouvoit des points douloureux dans différentes parties de la poitrine. Sur l'affirmative de plusieurs médecins qui m'ont assuré avoir observé souvent cette affection dans ces espèces de catarrhes, j'aime à croire que l'enfant les ressentoit aussi, par des plaintes longues et un état d'angoisse qu'il ne pouvoit rendre. Ce ne fut que vers le septième jour de la maladie, que je crus voir chez ce malade quelques phénomènes qui s'observent dans la fièvre putride, à l'indifférence qu'avoit l'enfant pour toutes sortes de boissons. La langue étoit sèche et d'un jaune foncé, les dents noires, les lèvres noires et gercées, et tout le corps étoit dans un grand affaissement. A chaque instant que la toux se répétoit, avec état convulsif, le malade expectoroit une matière blanche, floconneuse, qui se détachoit à l'aide de longs fils, comme des aiguilles de vermichel et de même couleur. Cette matière se développe dans l'eau, et représente une substance vasculaire, avec différentes ramifications. Je n'ai vu cette matière qu'une fois, et le docteur *Andry* l'a rencontrée quatre dans quelques malades attaqués de fièvre catarrhale putride. Le docteur *Desessart* a vu une femme cachectique rendre par la voie des urines, un paquet de ces substances ramifiées.

Les praticiens auront fait peu d'attention à cette matière, parce que les malades ne rendent pas une pareille substance dans tous les temps de la maladie.

Cette substance est souvent couverte d'autres crachats qui frappent davantage les personnes qui soignent les malades. Cette expectoration se faisant le soir, on ne peut la découvrir aisément avec une lumière, à moins qu'on ne la cherche avec soin; et souvent les gardes-malades ont jeté les crachats avant l'arrivée du médecin, ou les malades ont craché dans des serviettes ou par terre; et alors ces crachats se dessèchent et ne peuvent être observés. Je crois que cette substance singulière peut jeter quelque jour sur le traitement des maladies où on l'a observée; d'ailleurs les malades peuvent être effrayés, si les assistans prennent cette substance pour des portions de vaisseaux. On trouve dans plusieurs auteurs des faits analogues à ceux que je présente à la Société, mais dans des maladies d'un autre genre, puisqu'il s'agit, chez ces auteurs, de malades attaqués de la phthisie pulmonaire. Le docteur *Portal*, dans l'excellent ouvrage qu'il a donné sur la nature et le traitement de la phthisie pulmonaire, rapporte plusieurs exemples de différentes concrétions plus ou moins solides, d'une nature très-variable, dont est chargée l'expectoration des phthisiques. Il regarde la plupart de ces concrétions comme l'humeur qui enduit les voies pulmonaires, humeur qui s'est endurcie, et a perdu sa fluidité par la maladie. Le docteur *White*, dans ses recherches sur la nature et les moyens curatifs de la phthisie pulmonaire, traite aussi de cette matière ; il distingue dans le pus qui résulte de la suppuration, deux espèces d'humeurs très-différentes l'une de l'autre. Il en est une qui est foncée par les sucs qui abreuvent le tissu des vaisseaux enflammés, et par une portion de la substance même de ces vaisseaux détruite par l'effet combiné de la suppuration et de la fermentation.

L'autre sorte de pus transsude de la surface des membranes en état d'inflammation ; mais elle n'est accompagnée d'aucune ulcération ni d'entamure dans les solides de la partie affectée. Cette humeur particulière a été nommée par le célèbre *Hunter*, *exudation inflammatoire*. On observe cette humeur dans le *coryza*, maladie dans laquelle la membrane muqueuse qui tapisse le nez, la gorge, est enflammée ; alors, au lieu de phlegmes, on crache et on mouche une grande quantité d'humeur épaisse et jaunâtre ; on voit aussi cette humeur dans la matière gonorrhéale ; c'est un fluide épais, homogène qui transsude continuellement de parties enflammées, mais sans aucune solution ni destruction des solides. Plusieurs observateurs, entre autres *Wan-Swieten* et *de Haen*, ont remarqué que le poumon de sujets morts de phthisie pulmonaire s'étoit trouvé dans son intégrité parfaite, sans la moindre trace d'ulcération ni de vomique, quoiqu'il y eût de copieuses évacuations de pus par la voie des crachats. Cette sorte de matière purulente, ainsi que la plupart des fluides du corps animal, prend une consistance épaisse par le séjour, si elle reste en stagnation ; ou quand les parties d'où transsude cette humeur sont violemment enflammées, elle se dessèche et se convertit en une concrétion dure et inorganique qui s'attache si fortement aux parois qui l'entourent, qu'elle ne peut être séparée sans peine.

J'ai fait à ce sujet, dit *White*, plusieurs recherches sur ces substances ramifiées qui sont crachées par les pulmoniques, substances que l'on a confondues avec des lambeaux de l'artère bronchiale présumée s'être détachée par la putréfaction. C'est ce qui donna tant d'étonnement à *Tulpius* et à plusieurs médecins, lorsqu'ils saignoient un malade poitrinaire.

Lieutaud, art. de la *Syncope*, dit que ces corps blanchâtres, fibreux en apparence, et quelquefois compactes, sont purement sanguins ou lymphatiques ; que ces substances ne sont produites que par le rabutissement de la chaleur du sang, qui, par une disposition particulière, le rend propre à se figer, ainsi qu'on le voit arriver à celui qu'on a tiré par la saignée et qu'on appelle coenneux ; ce qui établit cette matière concrescible qui se moule et s'engage comme par autant de racines de la trachée-artère et des bronches.

Wan-Swieten cite l'exemple d'un malade qui expectora une substance membraneuse, épaisse et non organisée ; et on voit souvent les pulmoniques

rendre, par la voie des selles, des substances ramifiées : il en sort chez les enfans qui avalent au
lieu de cracher. Quelques médecins ont pris ces
substances ramifiées pour des vers. Le docteur
White a prouvé que ces substances n'entroient
point en fermentation, et ne contractoient aucune
qualité putride.

Wan-Swieten, sur le commentaire de *Boer-
haave*, en parlant de l'hémoptysie, rapporte différentes observations de *Galien* relativement à des
portions de vaisseaux du poumon expectorées par
différentes maladies. *Galien* dit qu'un jeune homme
de dix-huit ans qui fut attaqué d'un catarrhe pendant plusieurs jours, commença d'abord par cracher du sang très-rouge, et peu de temps après
une partie de la tunique qui recouvre la trachée-
artère. Les *Actes des Savans* contiennent une semblable observation par un auteur anonyme. Cet
auteur avoue cependant que la texture de cette substance portoit à croire que ces vaisseaux, qui étoient
de la longueur de la paume de la main, étoient vei-
neux ; mais il étoit aisé de voir à l'endroit de la sec-
tion qui s'étoit détaché du tronc principal, que
cette substance étoit comme semblable à un polype.
Ruisch, plus éclairé dans ces sortes de matières, en
faisant mention d'un polype trouvé dans le sinus
longitudinal supérieur, qui s'étoit desséché et res-
sembloit à une veine, dit que plusieurs malades
attaqués d'affection de poitrine, ont été trompés en

croyant avoir expectoré des vaisseaux veinéux ; lorsqu'en toussant ils n'avoient rendu que des substances polypeuses. La consultation que firent les docteurs *Andry, Corvisart* et *Lepreux*, pour examiner une substance rendue par un malade attaqué d'une fièvre catarrhale putride, soignée par le cit. *Andry*, paroissoit donner une idée exacte de ces espèces d'expectorations. Il fut décidé unanimement que cette substance avoit pris la forme des vaisseaux dans lesquels elle étoit, et que c'étoit une substance inorganique. Les sinus qui s'observent dans ces substances floconneuses ne peuvent point être poussés par l'examen.

Le docteur *Pinel* a observé cette matière dont la glotte fermée étoit remplie ; il l'a vue dans la trachée-artère et les bronches. Elle est très-adhérente aux cerceaux de la trachée : il l'appelle *matière polypeuse*.

Peut-être me suis-je trop éloigné des limites que je devois observer. J'ai cru devoir m'étendre, en rapportant quelques observations de ces substances ramifiées que l'on ne trouve que dans les auteurs qui se sont occupés de la phthisie pulmonaire. Cependant, comme ces expériences ont été faites sur des malades attaqués d'affections catarrhales suffocantes, et que je ne connois pas d'auteurs qui parlent de ces substances dans ces maladies, j'ai cru intéresser la Société, en réveillant l'attention de ses membres sur une matière qui peut nous éclairer, d'après de nouvelles observations.

Ces substances existoient-elles dans les vaisseaux bronchiques, avant le catarrhe, chez ces malades? Y avoient-elles été déposées dans des maladies antérieures, ou sont-elles le produit d'u ne humeur catarrhale récente? Cette substance est presque toujours roulée sur elle-même; elle est inorganique, elle n'entre point en fermentation, elle se durcit et se sèche promptement.

Pulchra quæ videntur ;
pulchriora quæ sciuntur;
longe pulcherima quæ ignorantur.

STENONIUS.

FIN.